Halefom Kahsay

Avaliação e tratamento da dor em pacientes pediátricos

Halefom Kahsay

Avaliação e tratamento da dor em pacientes pediátricos

ScienciaScripts

Imprint

Cover image: www.ingimage.com

This book is a translation from the original published under ISBN 978-3-330-65080-0.

Publisher:
Sciencia Scripts
is a trademark of
Dodo Books Indian Ocean Ltd. and OmniScriptum S.R.L publishing group

120 High Road, East Finchley, London, N2 9ED, United Kingdom
Str. Armeneasca 28/1, office 1, Chisinau MD-2012, Republic of Moldova, Europe
Printed at: see last page
ISBN: 978-620-8-13714-4

Abreviaturas e acrónimos

IASP	*International Association for the Study of Pain*
PACU	*Post Anesthetics Care Unit*
PICIC	*Pain Indicator for Communicatively Impaired Children*
CNS	*Central Nervous System*
GSH	*glutathione peroxidase*
IQR	*Inter Quartile Ratio*
FLACC	*Face, Leg, Activity, Consolability and Cry*
VAS	*Visual Analogue Scale*
NPR-S	*Neonates Pain Rating Scale*
NSAID	*Non-Steroidal anti-inflammatory drugs*
NAPQI	*N.Acetyl-P-benzo Quinone-Imine*
CRIES	*Crying, Requires, Increasing, Expression and Sleepless*

CAPÍTULO 1

INTRODUÇÃO

De acordo com a Associação Internacional para o Estudo da Dor (IASP), a dor é "uma experiência sensorial e emocional desagradável associada a danos reais e potenciais nos tecidos". A dor também é definida como "estar presente quando dizemos que está, não quando a pessoa que a sente diz que está" (1-4). É um dos sintomas mais temidos e devastadores com que se deparam habitualmente as pessoas com doenças crónicas avançadas, incluindo os doentes com cancro. Os doentes pediátricos são os mais susceptíveis de serem subtratados e hospitalizados por causa da dor, em comparação com os adultos, porque acreditam erradamente que não sentem dor ou que não se lembram de experiências dolorosas (5). Independentemente do diagnóstico subjacente, a qualidade de vida dos doentes pode ser gravemente afetada. Assim, se a dor for mal gerida, pode ter impacto na família e no trabalho, o que, por sua vez, pode levar a um aumento das taxas de hospitalização (5, 6). A dor não controlada também tem um impacto direto nos resultados em termos de saúde e, em muitos casos, tem impacto em todas as áreas da vida. Os componentes emocionais, cognitivos e comportamentais dos doentes pediátricos também são importantes para avaliar a dor e facilitar as opções de tratamento (7, 8).

Os efeitos negativos a longo prazo da dor não tratada sobre a sensibilidade à dor, a função imunitária, a neurofisiologia, as atitudes e os comportamentos em matéria de cuidados de saúde são apoiados por um vasto conjunto de provas. Os profissionais de saúde que cuidam de crianças são os principais responsáveis por eliminar ou aliviar a dor e o sofrimento sempre que possível (5, 7, 9). A prática de protocolos de gestão da dor pediátrica registou grandes progressos na última década com o desenvolvimento e a validação de instrumentos de avaliação da dor especificamente destinados a doentes pediátricos. Atualmente, quase todos os grandes hospitais pediátricos dispõem de unidades dedicadas à dor que permitem a avaliação e o tratamento imediato da dor nas crianças (10, 11).

Na idade pediátrica, é mais difícil avaliar e tratar eficazmente a dor do que nos adultos. A falta de capacidade para perceber a dor, a imaturidade da memória das experiências dolorosas e outras razões reflectem mitos persistentes sobre a capacidade da criança para perceber a dor (12). No entanto, o tratamento da dor na infância é semelhante ao tratamento dos adultos, que inclui intervenções farmacológicas e não farmacológicas. Por outro lado, depende criticamente de uma compreensão aprofundada dos factores de desenvolvimento e ambientais que influenciam o processamento nociceptivo, a perceção da dor e a resposta ao tratamento durante a maturação, desde a infância até à adolescência (13, 14).

A prática de avaliação e tratamento da dor em doentes pediátricos pode variar de país para país e de unidade de saúde para unidade de saúde. Por conseguinte, esta revisão centrou-se na prática atual e nos avanços recentes na avaliação e gestão da dor em pediatria.

Conceitos errados sobre a dor nas crianças

Os profissionais de saúde costumavam acreditar que as crianças sentiam menos dor do que os adultos. O subtratamento da dor baseava-se nesta atitude em relação à dor e na dificuldade e complexidade da avaliação da dor nas crianças. A investigação demonstrou que os pressupostos anteriores sobre a perceção da dor pelas crianças estavam errados. Até os bebés mais pequenos sentem e recordam a dor. O tratamento eficaz da dor é um direito de todos os bebés e crianças.

Quadro 1: Conceitos errados sobre a dor em bebés e crianças(15-17)

Myth	Reality
Newborns and infants are incapable of feeling pain. Children do not feel pain with the same intensity as adults because a child's nervous system is immature.	The anatomic and functional requirements for pain processing are present early in fetal life. Preterm and full-term newborns may be more sensitive to pain stimuli because of immature spinal cord descending pain control mechanisms
Infants are incapable of expressing pain.	Infants express pain with both behavioral and physiologic cues that can be assessed.
Infants and children have no memory of pain.	Preterm infants have been noticed to associate the smell of alcohol with heel sticks and to try to pull the foot away to avoid the pain. Infants cry in anticipation of immunizations.
Parents exaggerate or aggravate their child's pain.	Parents know their child and can identify when the child is in pain
Children are not in pain if they can be distracted or if they are sleeping.	Children use distraction to cope with pain, but they soon become exhausted when coping with pain and fall asleep.
Repeated experience with pain teaches the child to be more tolerant of pain and cope with it better.	Children who have more experience with pain respond more vigorously to pain. Experience with pain teaches how severe the pain can become.

Children tolerate discomfort well. They become accustomed to pain after having it for a while.	Children do not tolerate pain any better than adults. Infants may develop pain sensitivity with repeated exposure and have a higher pain reaction
Children recover more quickly than adults from painful experiences such as surgery.	Children heal quickly from surgery, but they have the same amount of pain from surgery as an adult.
Children tell you if they are in pain. They do not need medication unless they appear to be in pain.	Children may be too young to express pain or afraid to tell anyone other than a parent about the pain. The child fears the treatment for pain may be worse than the pain itself.
Children without obvious physical reasons for pain are not likely to have pain.	The cause of pain cannot always be determined. The feeling of pain is subjective and should be accepted by nurses
Children run the risk of becoming addicted to pain medication when used for pain management.	Addiction is extremely rare when the child is treated for an acute condition (less than 1%) (17)

Compreender a dor em pediatria

As crianças pequenas não são capazes de descrever a sua dor em pormenor devido ao seu vocabulário e experiência de dor limitados. Dependendo da fase de desenvolvimento em que se encontram (ver Quadro 2), as crianças utilizam diferentes estratégias de sobrevivência, como a fuga, o adiamento ou o evitamento, a distração e as imagens para lidar com a dor. As crianças podem não se queixar da dor por uma série de razões: algumas crianças acreditam que têm de ser corajosas. As crianças em idade pré-escolar e os adolescentes podem presumir que a enfermeira sabe que estão a sentir dores. Algumas crianças receiam que a dor seja ainda mais dolorosa se forem tratadas.

Quadro 2: A compreensão da dor pela criança, as reacções comportamentais e as descrições verbais por fase de desenvolvimento(17)

Age Group	*Understanding of Pain*	*Behavioral Response*	*Verbal Description*
Infants			
6 months	No understanding of pain; Is responsive to parental anxiety	Generalized body movements, chin quivering, facial grimacing, poor feeding	Cries
6–12 months	Has a pain memory; is responsive to parental anxiety	Reflex withdrawal to stimulus, facial grimacing, disturbed sleep, irritability, restlessness	Cries
Toddlers			
1–3 years	Does not understand what causes pain and why they might be experiencing it	Localized withdrawal, resistance of entire body, aggressive behavior, disturbed sleep	Cries and screams, cannot describe intensity or type of pain Use common words for pain

			such as *owie* and *boo-boo*
Preschoolers			
3–6 years	Pain is a *hurt* Does not relate pain to illness; may relate pain to an injury Often believes pain is punishment Unable to understand why a painful procedure will help them feel better or why an injection takes the pain away	Active physical resistance, directed aggressive behavior, strikes out physically and verbally when hurt, low frustration level	Has the language skills to express pain on a sensory level Can identify location and intensity of pain, denies pain, may believe his or her pain is obvious to others
School Age Children			
7–9 years	Does not understand the cause of pain, but understands simple relationships between pain and disease Understands the need for painful procedures to monitor or treat disease. Associate pain with feeling bad or anger	Passive resistance, clenches fists, holds body rigidly still, suffers emotional withdrawal, engages in plea bargaining	Can specify location and intensity of pain and describes pain physical characteristics In relation to body parts

10–12 years	Better understanding of the relationship between an event and pain Has a more complex awareness of physical and psychologic pain, such as moral dilemmas and mental pain	May pretend comfort to project bravery, may regress with stress and anxiety	Able to describe intensity and location with more characteristics, able to describe psychologic pain

CLASSIFICAÇÃO DA DOR

São utilizados vários sistemas de classificação para descrever os diferentes tipos de dor. Os esquemas de classificação mais comuns referem-se à dor como aguda ou crónica, maligna ou não maligna, e nociceptiva ou neuropática (18). A maioria dos estudos concorda com a seguinte classificação da dor (Tabela 3).

Quadro 3: Classificação geral da dor em pediatria (3. 4. 8. 18-23)

Category	Sub-classification	Descriptions
Pathophysiological	Nociceptive pain	This type of pain arises as the tissue injury activates specific pain receptors named nociceptors, which are sensitive to noxious stimuli. These receptors' can respond to different stimulus and chemical substances released from tissues in response to oxygen deprivation, tissue disruption or inflammation. It can be

		somatic or **visceral** pain based on the site of the activated receptors.
	Neuropathic pain	This type of pain arises when the abnormal processing of sensory input recognized by the peripheral or central nervous system.
Etiologically	Non-malignant	It includes the pain due to chronic musculoskeletal pains, neuropathic pains, visceral pain (like distension of hollow viscera and colic pain) and chronic pain in some specific anemia. Rehabilitation care is there main treatment protocol.
	Malignant	This is the pain in potentially life-limiting diseases such as multiple sclerosis cancer, HIV/AIDS, end stage organ failure, amyotrophic lateral sclerosis, advanced chronic obstructive pulmonary disease, Parkinsonism and advanced congestive heart failure. These illnesses are indicating for similar pain treatment that emphases more on symptom control than function.
Based on duration	Acute	This is pain of recent onset and probable limited duration. It usually has an identifiable temporal and causal relationship to injury or disease. Most acute pain resolves as the body heals after injury.
	Chronic	It is the pain which lasts a long time mostly 6 months, which commonly persisting

		beyond the time of curing of an injury and may be without any clearly identifiable cause.
Based on location		When Pain is often classified by body site (e.g. on head, on the back or neck) or it can be the anatomic function of the affected tissue (e.g. vascular, rheumatic, myofascial, skeletal, and neurological). It does not provide a background to resolve pain, but it can be useful for differential diagnoses.

CAPÍTULO 2

AVALIAÇÃO DA DOR EM PEDIATRIA

A dor é frequentemente referida como o "quinto sinal vital" e deve ser avaliada e registada com a mesma frequência que os outros sinais vitais. O planeamento do tratamento adequado da dor baseia-se na avaliação exacta da dor. A avaliação organizada e rotineira da dor, utilizando métodos de medição normalizados e validados, é considerada a pedra angular de uma gestão eficaz da dor nos doentes, independentemente da idade ou de outras condições (24). Um estudo brasileiro sugere que a realização consistente de avaliações da dor utilizando escalas comuns como a Face, Legs, Activity, Cry and Consolability Score e outros parâmetros corporais é essencial para uma gestão óptima da dor em unidades de cuidados intensivos pediátricos (25). Como a dor é uma experiência subjectiva, a autoavaliação individual é o método preferido de avaliação da dor. No entanto, quando não é possível uma autoavaliação válida, como no caso de crianças incapazes de comunicar devido à sua idade ou fase de desenvolvimento, as ferramentas de avaliação observacional e comportamental são um substituto aceitável. (5, 7, 25).

A utilização do algoritmo de gestão da dor no Stollery Children's Hospital revela uma melhoria significativa na avaliação da dor em pediatria. A pré e pós-análise revelou que 41,2% do pessoal (n=17) sentiu que o algoritmo tinha melhorado igualmente a sua capacidade de avaliar e gerir a dor nas crianças. 35% sentiram que tinha melhorado a sua capacidade de comunicar a dor de uma criança com outros membros da equipa de cuidados de saúde e 52,9% sentiram que o algoritmo deveria ser utilizado noutros departamentos do hospital (26). Embora a avaliação dos sintomas de dor nos adultos seja simples, a idade, o nível cognitivo e a presença de qualquer incapacidade, o tipo de dor e a situação em que a dor ocorre nas crianças devem ser tidos em conta na seleção dos instrumentos adequados de avaliação da dor. Por conseguinte, os profissionais de saúde devem estar conscientes das suas limitações e receber formação sobre a utilização de instrumentos de avaliação da dor (7, 27, 28).

A avaliação realizada em hospitais pediátricos canadianos revelou que, de 265 crianças, a maioria (63%) tinha pelo menos um instrumento de avaliação da dor documentado, 30% das crianças tinham pelo menos dois instrumentos de avaliação, 17% tinham 3-5 instrumentos e 16% tinham pelo menos seis avaliações nas 24 horas após a admissão. A maioria (63%) das crianças tinha outro documento de 666 instrumentos de avaliação da dor, com uma mediana de três avaliações por criança(14). A satisfação dos pais, dos doentes e do pessoal está positivamente relacionada com uma avaliação correta da dor e com uma boa melhoria na gestão da dor. Existem instrumentos breves e bem validados para a avaliação da dor em contextos não especializados. No entanto, nem todos os instrumentos podem ser recomendados de forma generalizada para a avaliação da dor em todas as crianças e em todos os contextos. As necessidades individuais das crianças significam que uma avaliação consistente da dor é obrigatória em todas as situações. Além disso, devem ser tidos em conta factores étnicos, linguísticos e culturais que podem influenciar a avaliação e a expressão da dor (5, 12, 29):

A maioria dos instrumentos formais e comuns de avaliação da dor em pediatria estão disponíveis e são classificados de acordo com a idade da criança.

Avaliação da dor em recém-nascidos

Escala de avaliação da dor neonatal (NPR-S)

As principais diretrizes indicam que a escala **Crying**, Requires oxygen for saturation above 95%, Increasing vital signs, Expression and Sleepless (CRIES) deve ser utilizada para avaliar a dor em recém-nascidos (bebés de termo até às 4 semanas de idade) (2, 27, 30-33).

Quadro 4 Escala de classificação da dor neonatal (Fonte: (30-32))

CRIES PAIN RATING SCALE			
	0	1	2
Crying	No	High pitched	Inconsolable
Requires O_2 for Sat >95%	No	<30%	>30%
Increased vital signs	HR and BP < or = pre-op	HR and BP increased <20% of pre-op	HR and BP increased >20% of pre-op
Expression	None	Grimace	Grimace/ grunt
Sleepless	No	Wakes at frequent intervals	Constantly awake

Foram desenvolvidas várias outras escalas de dor para a avaliação objetiva da dor em recém-nascidos, incluindo a pontuação COMFORT (escala comportamental), a Pain Assessment Tool, a Neonatal Use Scale e a Distress Scale for Ventilated Newborns and Infants. Embora estas avaliações tenham sido validadas como ferramentas de investigação, a base do tratamento adequado é

inclui a consciência do prestador de cuidados, o conhecimento das situaçoes clinicas onde a dor ocorre, e sensibilidade à necessidade de prevenir e controlar a dor(34).

Avaliação da dor em bebés

Num estudo realizado em hospitais australianos, os bebés (com idades compreendidas entre um e cerca de 4 anos) foram avaliados utilizando o instrumento Face, Legs, Activity, Abruptness and Crying (FLACC). A avaliação devia ser efectuada pelo pessoal depois de a criança ter sido observada durante 1 minuto. A fiabilidade inter-observador do FLACC foi encontrada num total de 30 crianças na unidade de cuidados pós-anestésicos (PACU) (r=0,94). Após a administração de analgésicos, a validade foi estabelecida através da demonstração de uma diminuição adequada nas pontuações da FLACC. Consequentemente, foi encontrado um elevado grau de associação entre a escala global de avaliação da dor dos enfermeiros da UCPA, as pontuações FLACC e as pontuações objectivas da escala de dor. Este instrumento demonstrou ser fiável e valioso em diferentes contextos e com diferentes grupos de doentes. Fornece uma base simples para calcular o comportamento da dor em crianças que podem não ser capazes de verbalizar a ocorrência ou a gravidade da dor. Por último, a validade de construção é apoiada pela administração de analgésicos, uma vez que as pontuações diminuem significativamente. Outros estudos recentes mostraram que a FLACC foi mais frequentemente escolhida pelos clínicos nas suas respectivas instituições devido às suas propriedades úteis (30, 32, 35-38). Embora o instrumento possa ser utilizado pelos clínicos, é mais eficaz quando os pais participam para obter uma descrição do comportamento de base. Este facto é apoiado pelos resultados do estudo Malvina, que sugere que a adição de descritores únicos permite que os pais acrescentem ao instrumento comportamentos individuais dos seus filhos. Além disso, este instrumento de avaliação da dor pode ser utilizado como alternativa em bebés que demonstrem boa compreensão e capacidades motoras(39). A escala FLACC tem uma sensibilidade de 98% e uma especificidade de 88% na avaliação de condições de dor(37).

Por conseguinte, estes vários estudos concluíram que a escala FLACC é o instrumento de medição mais adequado para a avaliação da dor em bebés.

Quadro 5 Ferramenta de avaliação FLACC (30, 32, 35-38)

FLACC behavioural Pain Assessment Tool			
	0	1	2
Face	No particular expression or smile	Occasional grimace/frown withdrawn or disinterested	Frequent/ constant quivering chin, clenched jaw
Legs	Normal position or relaxed	Uneasy, restless or tense	Kicking or legs drawn up
Activity	Lying quietly, normal position, moves easily	Squirming, shifting back and forth, tense	Arched, rigid or jerking
Cry	No cry	Moans or whimpers, occasional complaint	Crying steadily, screams or sobs, frequent complaints
Consolability	Content or relaxed	Reassured by occasional touching, hugging or being talked to, distractible	Difficult to console or comfort

Avaliação da dor em crianças mais velhas

Auto-relato - O indicador mais fiável da presença e intensidade da dor e do sofrimento resultante é o auto-relato do doente. Em crianças mais velhas, a utilização de uma escala de auto-relato pode ser útil para o pessoal e para o doente (27). O auto-relato de um doente com capacidades verbais e cognitivas limitadas pode ser um simples sim/não ou outras afirmações ou gestos, como agarrar a mão ou piscar os olhos. Se a autoavaliação estiver ausente ou for limitada, explicar porque é que a autoavaliação não pode ser utilizada e porque é necessária mais investigação e observação (4, 31). Existem numerosas diretrizes para a utilização de diferentes métodos de autoavaliação para avaliar a dor em crianças mais velhas, como a escala visual analógica (EVA) (Fig. 1), que é descrita por uma linha horizontal que vai desde "sem dor" no início até "pior dor possível" no fim, e em que os doentes traçam uma linha para indicar a intensidade da dor. Tem várias vantagens: evita termos descritivos imprecisos, é rápida e fácil de avaliar e fornece muitos pontos de referência. No entanto, pode ser difícil em doentes pós-operatórios ou em crianças com perturbações neuronais e mentais, uma vez que requer concentração e coordenação (1, 12, 27, 32). A escala de avaliação da dor facial de Wong-Baker é outro instrumento de auto-relato utilizado principalmente para avaliar a dor aguda. A escala consiste em seis faces desenhadas com linhas, variando de "sem dor" numa extremidade a "pior dor" na outra, e atribui um número a cada face com descrições de palavras para indicar a intensidade da dor (11, 40).

Figurl. VisualAnalogueScale (21,25)

No entanto, muitos estudos utilizam uma forma de auto-relato, uma escala facial, para avaliar a dor em crianças mais velhas. Segue-se a escala facial atualmente utilizada pelo West Mead Children's Hospital:

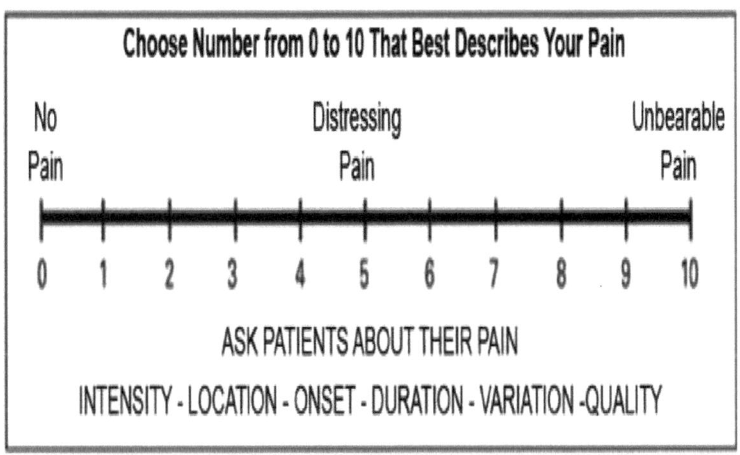

Figura 2: Instrumento de avaliação da escala facial(30).

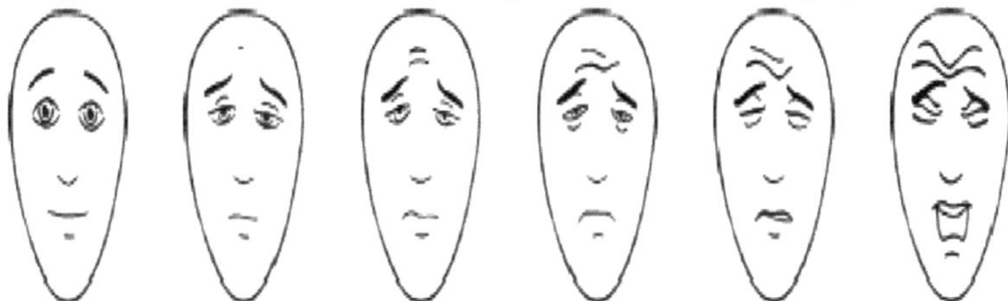

Estas faces mostram o quanto algo pode doer. De um modo geral, a maioria das instituições optou pela utilização de instrumentos de avaliação da dor como ferramenta básica para o diagnóstico e tratamento dos diferentes tipos de dor em pediatria.**Escala de Oucher.** A escala de Oucher consiste numa série de seis fotografias de uma criança expressando uma intensidade de dor aumentada em combinação com uma escala visual analógica vertical (Figura 3). O instrumento foi desenvolvido e testado em três grupos culturais: caucasianos, afro-americanos e hispânicos. Os instrumentos têm boa validade e fiabilidade para crianças com mais de 3 anos de idade(41).

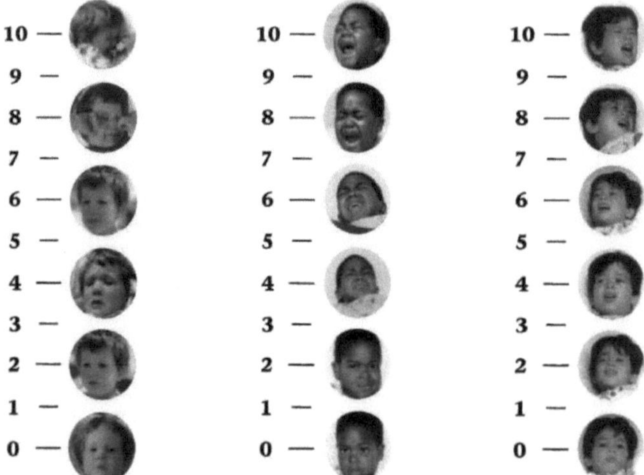

Figura 3: ***A escala de Oucher. a melhor correspondência com a etnia da criança. Depois de*** *ter determinado que a criança compreende os conceitos de número, ensine-a a utilizar a escala. Aponte para cada uma das fotografias e explique que a fotografia de baixo significa "sem dor", a segunda fotografia significa "um pouco de dor", a terceira fotografia significa "um pouco mais de dor", a quarta fotografia significa "ainda mais dor", a quinta fotografia significa "muita dor" e a sexta fotografia significa "a maior ou mais forte dor que alguma vez poderá ter". Os números ao lado das fotografias podem ser utilizados para classificar o nível de dor referido pela criança (41, 42).*

Avaliação da dor em crianças com deficiências cognitivas

As crianças com défice cognitivo têm maior probabilidade de serem expostas a experiências dolorosas do que os seus pares intactos. No entanto, as dificuldades na avaliação da dor e a falta de conhecimento por parte dos clínicos de instrumentos específicos de avaliação da dor nesta população foram identificados como obstáculos significativos ao controlo eficaz da dor(43). A maioria dos trabalhos sobre a avaliação da dor em crianças com défice cognitivo consiste em observar a frequência de ocorrência de grupos de comportamentos de dor em diferentes períodos de observação(44). Mais recentemente, foram desenvolvidos e testados instrumentos específicos de avaliação da dor nesta população(45, 46).

O Indicador de Dor para Crianças com Deficiência Comunicativa (PICIC): Stallard et al. identificaram seis sinais-chave de dor referidos pelos prestadores de cuidados de crianças com CI como sinais de dor definitiva ou grave na sua criança(47). Estes sinais incluem Choro, gritos ou berros, um rosto contorcido ou angustiado, um corpo rígido ou tenso, dificuldade em confortar ou consolar, e recuo ao movimento ou ao toque. Cada uma destas pistas é classificada numa escala de Likert de 4 pontos, de acordo com a frequência de ocorrência do comportamento durante o período de observação. Os prestadores de cuidados de 49 crianças com CI grave e uma doença crónica grave foram instruídos a preencher esta escala em casa durante um período de observação de uma hora. Também lhes foi pedido que registassem se achavam que a criança tinha dores durante esses períodos e que classificassem a gravidade numa escala de 1-5. Os prestadores de cuidados referiram que não existia uma associação significativa entre o choro e a presença de dor, mas concluíram que um rosto "lixado" ou com um ar angustiado tinha a associação mais forte com a presença de dor. Utilizando apenas a expressão facial, 71% das crianças com dor e 93% das crianças sem dor foram corretamente identificadas, com uma taxa global de categorização correta de 87%. Embora este estudo tenha sido influenciado pela utilização do PICIC e da avaliação global da dor pelo mesmo observador, fornece um método simples para avaliar a dor em crianças com CI em ambiente doméstico. São necessários mais testes em ambiente hospitalar e utilizando períodos de observação mais curtos para determinar a utilidade clínica desta ferramenta.

CAPÍTULO 3

GESTÃO DA DOR EM PEDIATRIA

O controlo da dor em pediatria ainda não é bem compreendido. Por exemplo, os recém-nascidos e os bebés não são tratados eficazmente para a dor porque se assume erradamente que não são capazes de sentir dor como os adultos (19, 21). A Academia Americana de Pediatria indicou que a falta de avaliação da dor e o receio dos efeitos adversos dos analgésicos, incluindo a depressão respiratória e a dependência, são os principais obstáculos ao tratamento da dor nas crianças (9). Como se espera que a doença subjacente progrida, é necessário um ajuste contínuo da terapêutica da dor. Um estudo efectuado em hospitais de Toronto mostra que, de um total de 265 crianças, 58,9% receberam pelo menos uma intervenção documentada para o tratamento da dor. De 66 crianças com dor reconhecida (ligeira, moderada ou grave), 55 delas receberam tratamento da dor (14). O tratamento da dor não se limita ao alívio da dor, mas inclui a qualidade de vida do doente e a sua capacidade de trabalhar de forma produtiva e de recuperar. A gestão da dor é da responsabilidade conjunta dos membros da equipa de cuidados de saúde. Inclui a abordagem diária do estado de dor de cada doente durante as rondas de internamento ou em cada visita do doente, a consulta se a gestão da dor for ineficaz e o planeamento da alta para outras necessidades de gestão da dor (3, 18, 48).

Tendo em conta os desafios acima referidos, o tratamento da dor em pediatria envolve geralmente a utilização de medidas farmacológicas e não farmacológicas para controlar a dor identificada pelo doente. A prevenção primária da dor e do trauma pediátricos é importante. No entanto, quando estes ocorrem, o controlo da dor é uma componente essencial dos cuidados. A dor intensa deve ser considerada uma emergência médica. Devem ser feitas tentativas para aliviar a dor em tempo útil, tendo devidamente em conta o contexto e a segurança. Se possível, deve ser iniciada a investigação e o tratamento definitivo da causa da dor (por exemplo, imobilização/estabilização de uma fratura, tratamento cirúrgico de uma apendicite). A avaliação e o tratamento da dor devem ser iniciados em paralelo com a investigação e o tratamento definitivos. As medidas não farmacológicas devem ser consideradas numa fase inicial e o apoio psicológico não deve ser negligenciado. As técnicas de apoio e de distração devem ser incluídas em todas as estratégias de gestão da dor. O plano de controlo da dor deve ser adaptado a cada criança e ao seu estado. Dependendo da indicação clínica, devem ser utilizadas combinações de medidas não farmacológicas e farmacológicas. A eficácia do tratamento deve ser reavaliada a intervalos adequados e o plano deve ser adaptado de acordo com a evolução das necessidades clínicas da criança.

Intervenção não farmacológica

As medidas não farmacológicas devem ser privilegiadas como base para a intervenção na dor, tanto em adultos como em crianças. Em conjunto com opções farmacológicas para reduzir os níveis de ansiedade, dor e angústia, as medidas de conforto psicológico, como técnicas de relaxamento e distração, e as intervenções físicas, incluindo a utilização de massagem, reposicionamento ou compressas quentes e/ou frias, são estratégias úteis (3, 4, 18, 22, 27, 49). De acordo com as diretrizes de prática clínica da American Pain Society, a educação sobre a dor, tal como as intervenções e opções para o alívio da dor durante a visita pré-operatória dos doentes e das suas famílias, é importante para desenvolver a sua consciência sobre a gestão da dor (50). Um estudo realizado por Lm Zhu e co-investigadores em hospitais pediátricos canadianos revelou que, das 55 (83,3%) crianças que receberam uma intervenção para controlo da dor, seis receberam um tratamento físico e cinco receberam uma intervenção psicológica (14).

Em geral, as medidas seguintes são consideradas tratamentos não farmacológicos da dor, com base nos estudos mais recentes e numerosos.

Sacarose

As soluções concentradas de sacarose (2 ml de uma solução a 24%) podem ser utilizadas como medida analgésica para bebés prematuros e de termo até um mês de idade, uma vez que o seu efeito analgésico dura cerca de 3 a 5 minutos. Promove o alívio natural da dor através da ativação de opióides endógenos em contacto com a mucosa oral. A eficácia da solução de sacarose é reforçada pelo facto de o bebé poder continuar a chuchar na chupeta ou a mamar no peito(51). Um ensaio clínico controlado e aleatorizado concluiu que uma única dose de sacarose oral era eficaz e segura para minimizar a resposta fisiológica a um estímulo doloroso e as expressões comportamentais em bebés prematuros(40). A hipótese proposta baseia-se na libertação endógena de opióides, que pode ser causada pela ingestão de glucose oral a 20-30% através de um mecanismo desconhecido. Por isso, vários estudos recomendaram a sacarose oral como uma das intervenções não farmacológicas para a dor (33, 34, 40).

Distração

Distração significa envolver a criança numa variedade de actividades agradáveis que ajudem a concentrar a atenção em algo que não seja a dor e a ansiedade. Exemplos de actividades de distração incluem ouvir música, cantar uma canção, fazer bolas de sabão, jogar um jogo, ver televisão ou um vídeo e concentrar-se numa imagem enquanto conta. As imagens guiadas e as técnicas de respiração podem ser uma forma de distração para crianças e adolescentes em idade escolar (42). Um ensaio de controlo aleatório concluiu que os jogos de realidade virtual eram uma distração eficaz para crianças com queimaduras agudas (52).

Amamentação

O leite materno é a melhor alternativa a nenhuma intervenção ou ao uso de sacarose em pacientes submetidos a um único procedimento doloroso. Os recém-nascidos amamentados mostraram uma variabilidade significativamente menor na resposta fisiológica à punção venosa e à picada no calcanhar em comparação com outras intervenções não farmacológicas (33, 49, 53).

Aplicação do calor e do frio

A aplicação de calor promove a dilatação dos vasos sanguíneos. O aumento da circulação sanguínea permite a remoção dos produtos de degradação celular da zona afetada. O calor também promove o relaxamento muscular e interrompe o ciclo dor-cãibra-dor. Para reduzir o edema, o calor não deve ser aplicado durante as primeiras 24 horas após uma lesão. Pensa-se que o frio abranda a capacidade das fibras da dor de transmitirem os impulsos da dor. O frio também alivia a dor, reduzindo o edema e a inflamação e provocando anestesia parcial ou total ou dormência da pele. Ao aplicar o frio, preste atenção ao facto de a pele estar avermelhada ou apresentar sinais de irritação. Ter o cuidado de evitar lesões térmicas. Interromper imediatamente a aplicação de frio se a pele ficar alternadamente pálida e avermelhada(42).

Técnicas de relaxamento

As técnicas de relaxamento são utilizadas para reduzir a tensão muscular, que pode agravar a dor. O relaxamento muscular progressivo é uma dessas técnicas de relaxamento. Ensine as crianças a tensionar e a relaxar diferentes grupos musculares, começando pelas mãos e pelos pés e passando depois para os músculos mais centrais. Peça à criança para esticar um grupo muscular durante 10 segundos e sentir como se sente, depois peça-lhe para relaxar o grupo muscular durante 10 segundos e compare as sensações. Com a prática, a criança deve ser capaz de reconhecer a diferença entre músculos tensos e relaxados e, em seguida, reduzir a tensão. As técnicas de relaxamento podem ser combinadas com a respiração rítmica(42).

Contacto pele a pele

O contacto pele a pele demonstrou ser uma intervenção não farmacológica eficaz para o alívio da dor, especialmente quando utilizado como terapia adjunta à amamentação ou a outras soluções doces. A Associação Médica Canadiana demonstrou que o contacto pele-a-pele, em particular os cuidados canguru, desempenha um papel importante no alívio da dor e nos cuidados prestados aos bebés devido ao contacto físico direto entre a pessoa que cuida do bebé e o bebé (4, 33).

Tratamento farmacológico da dor

O protocolo atual para o tratamento farmacológico da dor em crianças é essencialmente extrapolado do tratamento de adultos, sem valor comprovado em crianças(35). É necessária investigação pediátrica experimental de alta qualidade para demonstrar a eficácia e a segurança dos analgésicos para uma miríade de condições de dor nas crianças, a fim de evitar a utilização empírica continuada de analgésicos(8). O desenvolvimento de instrumentos de avaliação da dor adequados à idade conduziu a melhorias no tratamento da dor pediátrica nas últimas duas décadas. Dependendo da gravidade da dor, os analgésicos mais utilizados são os não opiáceos e os opiáceos, sendo utilizados progressivamente tanto em crianças como em adultos. (22, 27, 48). É importante que a dor seja reavaliada logo após cada intervenção farmacológica para orientar outras intervenções e para garantir o alívio da dor através de uma reavaliação regular da dor após cada intervenção farmacológica. Nos doentes com dor, deve ser considerada a analgesia multimodal através da utilização concomitante de opiáceos, AINEs e outras terapias de apoio (14).

De um modo geral, a Organização Mundial de Saúde (OMS) delineou uma escada analgésica de três níveis para o tratamento da dor (ver Fig. 4)(54).

Não opiáceos para o controlo da dor em pediatria

O acetaminofeno é o analgésico mais frequentemente utilizado em doentes pediátricos. Não tem efeitos secundários significativos e tem um excelente perfil de segurança que é benéfico em crianças em todas as fases da dor (49). De acordo com as diretrizes de várias instituições (Quadro 4), deve ser administrada inicialmente uma dose de carga de 30 mg/kg, seguida de 10-15 mg/kg a cada quatro a seis horas como dose de manutenção, com uma dose máxima de 90 mg/kg/dia para as crianças. Nos recém-nascidos com menos de dez dias de vida, são administrados 60 mg/kg e nos bebés prematuros 45 mg/kg. Os recém-nascidos têm uma taxa de depuração mais lenta, pelo que o medicamento tem de ser administrado com menos frequência. O paracetamol é frequentemente utilizado isoladamente para tratar a dor ligeira a moderada e em combinação com opiáceos em doentes com dor grave (por exemplo, paracetamol com codeína) (27, 40, 54). As preparações rectais deste analgésico são utilizadas em bebés e crianças pequenas que não podem ou não querem tomá-lo por via oral. No entanto, vários estudos confirmaram que a absorção rectal é comparativamente ineficaz e lenta. A hepatotoxicidade não está associada a doses únicas por via rectal de 30 a 45 mg/kg, resultando em concentrações plasmáticas geralmente dentro do intervalo eficaz. (55).

Em comparação com as doses orais, as concentrações plasmáticas diminuem lentamente com as doses rectais. Com base num estudo farmacocinético diário, o intervalo de dosagem das doses rectais foi alargado para pelo menos 6 horas(32). A toxicidade do acetaminofeno pode ocorrer quando o metabolito tóxico acetil-p-benzoquinona imina (NAPQI) é formado em grandes quantidades. Isto pode levar a hepatotoxicidade em bebés e crianças. No entanto, um estudo em roedores que comparou ratos desmamados com ratos adultos sugere que os bebés produzem níveis elevados de grupos sulfidrilo de glutatião (GSH) para se ligarem ao NAPQI como parte do crescimento do fígado, o que pode proporcionar alguma proteção contra a hepatotoxicidade induzida por sobredosagem(7).

Anti-inflamatórios não esteróides (AINEs)

Os AINE são analgésicos de uso corrente que têm menos contra-indicações do que os opióides. São utilizados principalmente como analgésicos para a dor ligeira e moderada, impedindo a conversão do ácido araquidónico em prostaglandinas e tromboxano. As prostaglandinas são substâncias mensageiras pró-inflamatórias que sensibilizam os nociceptores e amplificam o sinal nociceptivo aferente da dor. O diclofenac, o cetoprofeno e o ibuprofeno são os AINE mais frequentemente utilizados na prática pediátrica (7). Um estudo observacional sobre a utilização de medicamentos anti-inflamatórios não esteróides (AINE) realizado numa amostra de 51 doentes em Itália revelou que o ibuprofeno era o AINE mais utilizado (68,6%), seguido do cetoprofeno (9,8%) e do ácido acetilsalicílico (7,8%) para o tratamento da dor em pediatria. A utilização de AINEs está atualmente bem estabelecida no tratamento clínico da dor(56).

Isto mostra que o consumo de morfina é reduzido e a qualidade da analgesia é melhorada sem aumentar a frequência dos efeitos secundários. Estes fármacos são atualmente um meio normal de analgesia perioperatória em muitas instalações pediátricas. O ibuprofeno é utilizado principalmente sob a forma de suspensões orais, gotas para lactentes, comprimidos e formulações intravenosas. É utilizado para o encerramento da persistência do canal arterial (PCA) e como analgésico durante procedimentos perioperatórios em recém-nascidos e crianças com peso superior a 7 kg. Está disponível em várias formas de dosagem, por exemplo, suspensões orais, comprimidos, gotas para lactentes e preparações intravenosas com uma dose de 30 mg/kg em 3-4 doses divididas. O diclofenac também está disponível na mesma formulação que o ibuprofeno, sendo a dose recomendada para crianças de 0,3-1 mg/kg, com uma dose máxima de 50 mg três vezes por dia. No entanto, o cetorolac não está autorizado a ser utilizado em crianças com menos de 16 anos de idade. Só é utilizado em intervenções de curto prazo para dor pós-operatória aguda numa dose de 10-40 mg a cada 4-6 horas durante um máximo de 7 dias (7, 12, 57).

Uma meta-análise de estudos que comparam o ibuprofeno e o diclofenac mostra que ambos os medicamentos funcionam bem e que a escolha entre eles é uma questão de dose, segurança e custo. Uma dose oral de ibuprofeno de 30-40 mg/kg por dia parece proporcionar um alívio da dor equivalente ao diclofenac oral/rectal de 2-3 mg/kg por dia. Não foi documentada qualquer diferença em termos de segurança nestes intervalos de dose (30). É necessária uma compreensão da farmacologia clínica para a administração óptima de analgesicos não opióides. Isto porque, em doentes com dor pós-operatória, a dose analgésica e tóxica mínima eficaz não é conhecida com certeza. Estas doses podem ser superiores ou inferiores aos intervalos de dose habitualmente recomendados para o fármaco em causa. Além disso, os AINE e o ácido acetilsalicílico têm uma toxicidade potencial, mais frequentemente hemorragia devido à inibição da agregação plaquetária, danos renais e gastro-duodenopatia devido à inibição das prostaglandinas(12).

Tabela 6: Diretrizes de dosagem para os não opiáceos mais frequentemente utilizados no tratamento da dor em pediatria (12, 57).

Drug	Oral peak time	Usual Pediatric dosage	Usual Adult dosage	Comments
Acetaminophen	0.5–2 hour	10–15mg/kg every 4 hour orally 20-40mg every 6 hours rectally	650–1000 mg every 4 hour	Lacks the peripheral anti-inflammatory activity of other NSAIDs
Choline magnesium trisalicylate (Trilisate)	2 hour	25 mg/kg every 12 hour	1000–1500 mg every 12 hour	Does not increase bleeding time like other NSAIDs; available as oral liquid

Ibuprofen	0.5 hour	6–10 mg/kg every 6–8 hour	200–400 mg every 4–6 hour	Fewer GI effects than other non-selective NSAIDs
Naproxen	2–4 hour	5 mg/kg every 12 hour	250–500 mg every 6–8 hour	Delayed-release tablets are not recommended for initial treatment of acute pain
Ketorolac	0.75–1 hour	0.25–0.5 mg/kg IV or IM, every 6 hours	30 mg IV loading dose, then 15–30 mg every 6 hours	IV or IM use only in children less than 50 kg; should not be used for children with bleeding disorder or at risk for bleeding complications.
Celecoxib	3-6hours	1-2mg/kg	100-200mg every 12 hours	sparing of COX-1 reduces the risk of serious GI side effects and renal toxicity Also, no effects on platelet aggregation

OPIOIDE

Tal como nos adultos, os opióides também são utilizados especificamente para tratar a dor aguda nas crianças. O efeito analgésico resulta da ligação ao recetor opióide mu, que se encontra amplamente distribuído nos locais de inflamação periférica e em todo o SNC. Os diferentes efeitos farmacológicos dos opióides em pediatria resultam numa adaptação à resposta clínica, à idade e à presença de efeitos secundários(7, 30). As indicações para os opióides incluem a dor pós-operatória, a dor devida à doença falciforme e a dor devida ao cancro(58). Um estudo realizado em hospitais universitários canadianos confirma que os opióides são utilizados principalmente para a dor grave e mostra que todos os doentes que receberam tratamento com opióides melhoraram (14). As diretrizes mais actuais dos hospitais pediátricos modernos incluem os seguintes opióides para o tratamento da dor moderada a grave em pediatria

A morfina é o derivado fenantrénico mais utilizado entre os opióides em crianças com dor intensa. A farmacocinética deste fármaco difere nos vários grupos etários (Quadro 7). Isto deve-se ao facto de as concentrações plasmáticas de morfina em neonatos e bebés terem uma semi-vida prolongada (2-3 vezes), mesmo quando administrada por infusão contínua (7, 12, 30).

Quadro 7: Farmacocinética da morfina (30)

AGE GROUP	Volume of distribution (L/kg)	Clearance (mL/kg/min)	Half life (hours)
Pre-term neonate	1.8 - 5.2	2.7 - 9.6	7.4 - 10.6
Term neonate	2.9 - 3.4	2.3 - 20	6.7 - 13.9
1 - 8yrs	1.4 - 3.1	6.2 - 56.2	0.8 - 1.2
Adult	1.1 - 2.1	12 - 34	1.4 - 3

Quadro 8: Dosagem de morfina (7, 12).

Age	Appropriate Initial Dose
1-6 Month	50-150micrograms/Kg every 4hours
6 Month-12 years	100-300 microgram/Kg every 4 hours
12-18 years	3-20 mg every 4 hours

A codeína é um pró-fármaco que é ativado em morfina pela enzima citocromo CYP2D6. No entanto, a atividade desta enzima é altamente variável e apresenta diferenças inter-individuais, o que leva a um efeito analgésico diferente da codeína(7, 10). A população caucasiana é considerada "**super-metabolizadora"**, sendo portadora de cerca de 10% desta variante. Por conseguinte, correm o risco de depressão respiratória e de sedação excessiva, mesmo com doses baixas de codeína. De facto, a codeína é agora raramente prescrita na Austrália (7, 30).

Tramadol - está estruturalmente relacionado com a morfina, que tem um efeito analgésico central através da formação de O-desmetil tramadol com uma afinidade 200 vezes maior para o recetor mu-opióide devido à biotransformação no fígado pelo citocromo P450(10). Para crianças entre os 12 e os 18 anos de idade, recomenda-se uma dose de 50-100 mg de 4 em 4 horas até uma dose máxima de 400 mg por dia (7). Atualmente, no entanto, o tramadol já não é recomendado para crianças com menos de 12 anos de idade.

Fentanil - embora seja metabolizado em metabolitos inactivos, o fentanil tem um efeito analgésico 100 vezes mais forte do que a morfina. O fentanil é frequentemente utilizado por via mucosa, intravenosa, inalatória ou intra-nasal e transdérmica para a dor de procedimentos cirúrgicos, devido ao seu rápido início de ação e compensação (7). Séries de casos e estudos de resultados em crianças que não foram entubadas sugerem que a depressão respiratória induzida por opióides é mais comum em recém-nascidos do que em bebés com mais de seis meses de idade ou crianças mais velhas(30). Para além da utilização de naloxona 10-20 mcg/kg em situações urgentes, a depressão respiratória ligeira em crianças pode ser tratada encorajando a respiração profunda, acordando o doente e suspendendo doses adicionais. Os efeitos secundários não respiratórios dos opiáceos, incluindo náuseas, íleo, prurido e retenção urinária, são comuns em bebés e crianças e podem causar um sofrimento significativo.

causam um sofrimento considerável. Muitos dos efeitos secundários dos opiáceos podem ser melhorados através de terapêutica medicamentosa orientada para o efeito secundário (por exemplo, antieméticos para tratar náuseas e vómitos, anti-histamínicos para tratar o prurido e laxantes para tratar a obstipação) (12, 58).

Tabela 9: Opióides frequentemente utilizados no tratamento da dor pediátrica (12, 59, 60)

Drugs	Usual Recommended Starting Dose		Comments
	Oral	*Parenteral*	
Morphine	0.3 mg/kg every 3–4 hour	0.1 mg/kg every 3–4 hour	Used as a standard of comparison for all opioid drugs
Codeine	0.5–1 mg every 3–4 hour	Not recommended	Codeine is a pro-drug and not all patients convert it to an active form to achieve analgesia
Oxycodone	0.1–0.2 mg/kg every 3–4 hour	Not recommended	Use as first line therapy for sever pain
Methadone	0.2 mg/kg every 4–8 hour	0.1 mg/kg every 4–8 hour	0.1mg/kg commonly used for acute pain

			0.2-0.4mg/kg commonly used for chronic pain
Fentanyl	5–15 mcg/kg Oralet	1 mcg/kg every 1–2 hour	The Oralet is not widely used because of nausea and vomiting side effects.

As diretrizes da OMS recomendam geralmente um tratamento analgésico em duas fases, em função da gravidade da dor da criança (18, 27, 57).

Indicação em função da intensidade da dor

Nível 1 - Não opiáceo +/- adjuvante para dor ligeira

Nível 2 - Opióide +/- não opióide +/- adjuvante. Para dor moderada a grave ou dor que não pode ser controlada após o nível 1.

Fig. 4 A lista de classificação de analgésicos da OMS(18, 27, 54)
OMS (2015) Recomendações para o tratamento da dor

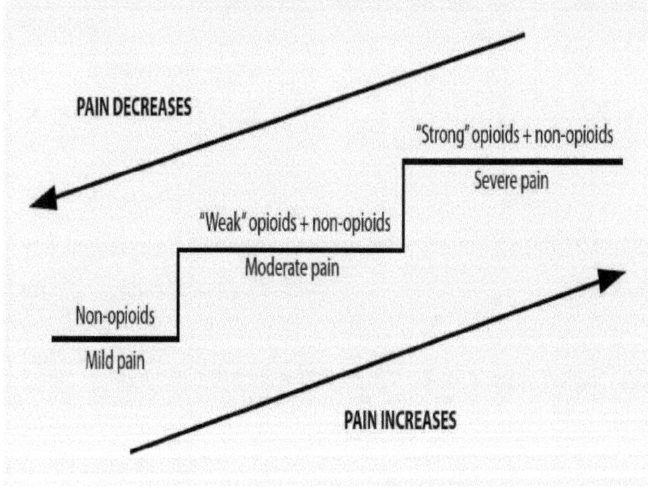

- Reconhecer e avaliar a dor e documentá-la no processo do doente.

- Utilizar estratégias não farmacológicas e farmacológicas para reduzir a sensação de dor pré-operatória.
- Familiarize-se com a história clínica do doente para evitar prescrever um medicamento que, de outra forma, seria contraindicado.
- compreender as consequências, as morbilidades e as toxicidades associadas à utilização de certos agentes terapêuticos.
- Considerar os analgésicos não opiáceos como a primeira escolha para o controlo da dor pós-operatória.
- Utilização de formulários de medicamentos para a prescrição correta de medicamentos para o tratamento da dor pós-operatória.
- Considerar a combinação de AINEs com paracetamol para obter um efeito analgésico mais forte do que com o medicamento isolado.
- Combinar analgésicos opióides com AINEs para o tratamento pós-operatório da dor moderada a grave em crianças e adolescentes.
- Escolher a via menos invasiva - de preferência oral e sublingual (SL), se possível.
- Escolha a dose e o intervalo de dosagem - para a dor persistente e crónica (por exemplo, dor oncológica), um opióide deve ser administrado 24 horas por dia, geralmente de 4 em 4 horas (oral) ou continuamente (intravenoso).
- Uma vez estabelecida a necessidade diária de opiáceos, pode ser feita uma mudança para a libertação sustentada, administrada duas a três vezes por dia, com libertação imediata se necessário para a dor disruptiva.
- Fornecimento de doses de emergência (doses de emergência) - normalmente 10-15% das necessidades de 24 horas de opiáceos disponíveis a cada 1-2 horas quando administrados por via oral.
- Titulação de opiáceos - aumentar em 30-50% para dor moderada, 50-100% para dor grave.
- Se forem tomadas mais de 3-4 doses diárias de medicação de libertação progressiva para a dor crónica, a dose de opiáceo de libertação prolongada deve ser aumentada numa quantidade igual a 50-100% da quantidade total de medicação de libertação progressiva tomada em 24 horas.
- Lidar com os efeitos secundários - iniciar um regime intestinal quando se inicia um opiáceo.
- Considerar a utilização de não opiáceos e opiáceos para maximizar o alívio da dor.
- Os adjuvantes aumentam a eficácia analgésica, tratam sintomas

concomitantes que exacerbam a dor e/ou proporcionam um efeito analgésico independente para determinados tipos de dor. Os exemplos incluem antidepressivos como a nortriptilina (dor neuropática), anticonvulsivantes como a gabapentina e a pregabalina (dor neuropática), esteróides (distensão hepática, edema da parede intestinal, edema cerebral), bifosfonatos (dor óssea devida a metástases) e radioterapia (dor óssea devida a metástases).

- Os bebés com menos de 6 meses de idade necessitam de uma dose inicial mais baixa de opiáceos, cerca de 25-50% das doses de opiáceos administradas.
- Não é recomendada a utilização de preparações combinadas (por exemplo, paracetamol com oxicodona). O aumento da dose pode levar a toxicidade hepática devido a um aumento da dose de paracetamol.
- A codeína NÃO é recomendada, uma vez que até 1/3 das crianças não obtém efeitos analgésicos porque não pode ser convertida no metabolito ativo morfina e pode causar toxicidade noutras pessoas que têm um metabolismo muito rápido.
- Não existe um limite superior "absoluto" para os opiáceos. Titular de acordo com o controlo dos sintomas ou efeitos secundários intoleráveis.
- Considerar a rotação de opiáceos (mudar de um opiáceo para outro) se os efeitos secundários se tornarem intoleráveis.
- O tratamento inadequado da dor geralmente requer o aumento da dose em vez da rotação de opióides.
- Os opiáceos mais seguros para a disfunção renal: Fentanil e metadona
- Considere a utilização de naloxona apenas se as medidas conservadoras, como a estimulação tátil, forem ineficazes. Para saber a dosagem, consulte a página 6.
- Devem ser tidos em conta os factores que podem agravar a dor: dor mal controlada, outros sintomas (insónia, náuseas), factores psicossociais (depressão, ansiedade, stress familiar), factores culturais, espirituais, sociais e emocionais.
- As intervenções não farmacológicas devem ser incluídas no

Adjuvante analgésico comum

Se um medicamento tiver uma indicação primária diferente da dor, mas tiver efeitos analgésicos em determinadas condições, pode ser designado por analgésico adjuvante. Estes adjuvantes são utilizados principalmente para tratar a dor não maligna em combinação com analgésicos primários para melhorar o resultado e manter o equilíbrio entre o alívio e os efeitos secundários(12). Além disso, os adjuvantes podem ter um efeito analgésico independente em certos tipos de dor e tratar sintomas concomitantes que exacerbam a dor. Os adjuvantes mais frequentemente utilizados, como os antidepressivos (amitriptilina), os anestésicos tópicos e locais e os anticonvulsivantes (por exemplo, gabapentina e pregabalina) para a dor neuropática, os esteróides para a dor relacionada com o edema, os bifosfonatos e a radioterapia para a dor óssea metastática, os neurolépticos para a dor associada à ansiedade, agitação ou náuseas.

Esteróides - A utilização de corticosteróides como medicamentos adjuvantes não é recomendada no tratamento da dor persistente em crianças com problemas de saúde. Não existem estudos em crianças que apoiem o uso adjuvante de corticosteróides para o alívio da dor, e os corticosteróides estão associados a efeitos adversos conhecidos, particularmente com o uso crónico. Os corticosteróides estão indicados no tratamento de outras condições, como a redução do edema peritumoral, o aumento da pressão intracraniana em tumores do SNC e o tratamento da dor neuropática devida à compressão da medula espinal ou dos nervos periféricos.

Bisfosfonatos - A utilização de bisfosfonatos como medicação de suporte não é recomendada para o tratamento da dor óssea em crianças. Não existem revisões sistemáticas, ensaios de controlo aleatórios ou outros estudos sobre a utilização de bisfosfonatos no tratamento da dor óssea em crianças.

Antidepressivos - Atualmente, não é possível fazer uma recomendação a favor ou contra o uso de antidepressivos tricíclicos (TCAs) e inibidores selectivos da recaptação da serotonina (SSRIs) como medicamentos adjuvantes no tratamento da dor neuropática em crianças. São necessários estudos em crianças sobre a segurança e a eficácia dos TCA, dos SSRI e dos novos antidepressivos da classe dos inibidores da recaptação da serotonina e da noradrenalina (SNRI) na dor neuropática.

Anticonvulsivantes - Atualmente, não é possível fazer uma recomendação para um anticonvulsivante como auxiliar no tratamento da dor neuropática em crianças. Não existem provas que apoiem a utilização de anticonvulsivantes no tratamento da dor neuropática nas crianças. Não foram encontradas revisões sistemáticas e/ou ensaios de controlo aleatórios em crianças. Existe uma vasta experiência com o uso de carbamazepina em crianças para o tratamento de convulsões.

Conclusão

Em resumo, nos últimos 10 anos, foram publicadas numerosas diretrizes de prática clínica e declarações de política sobre dor pediátrica. Estas publicações são recursos valiosos para fisioterapeutas e outros profissionais de saúde que prestam cuidados a bebés, crianças e adolescentes que sofrem ou estão em risco de sofrer de dor de várias causas. Um melhor tratamento requer uma medição válida e fiável da dor. Felizmente, existem muitas medidas excelentes de dor pediátrica disponíveis. A seleção de medidas adequadas requer uma compreensão da dor, da medição e do desenvolvimento da criança. A medição da dor em bebés, crianças pequenas e crianças com deficiências que não são capazes de se auto-relatar é particularmente difícil e, por isso, merece maior atenção. Estes instrumentos de avaliação têm uma utilidade fundamental para os prestadores de cuidados de saúde envolvidos nos cuidados de saúde pediátricos no controlo da dor através de intervenções não farmacológicas e farmacológicas. Além disso, as instituições pediátricas estão bem posicionadas para apoiar e implementar iniciativas políticas destinadas a melhorar a identificação e a gestão da dor pediátrica e a gerar novos conhecimentos através da investigação.

Recomendação

O controlo da dor em doentes pediátricos exige métodos e técnicas adequados de medição da dor, que devem ser aplicados em todas as unidades de cuidados de saúde pediátricos. Em primeiro lugar, deve ser assegurado o nível mais elevado possível de gestão da dor para todos os doentes através de uma abordagem multimodal (não farmacológica, farmacológica e de apoio). Em segundo lugar, é necessária a colaboração entre centros pediátricos para partilhar o protocolo de tratamento padrão. Por último, embora a incidência da dor nas crianças seja semelhante à dos adultos, os médicos devem ter em conta as especificidades das crianças. A colaboração com os prestadores de cuidados e as famílias é essencial para uma avaliação e intervenção bem sucedidas na dor em doentes pediátricos.

Referências

1 O'Rourke D. The measurement of pain in infants, children and adolescents: from policy to practice (A medição da dor em bebés, crianças e adolescentes: da política à prática). Physiotherapy. 2004;84(6):560 -70.

2 Harris J, Ramelet AS, Dijk Mv, Pokorna P, Wielenga J. Recomendações clínicas para a avaliação da dor, sedação, abstinência e delírio em bebés e crianças gravemente doentes. Medicina Intensiva 2016; 42:972-86.

3 Hospital TJH. Manual interdisciplinar para a prática clínica. Dor, avaliação e controlo 2001.

4 Gerik SM. Tratamento da dor em crianças: considerações sobre o desenvolvimento e terapias mente-corpo. Southern Medical Journal 2005;98(3):295-301.

5 Diretrizes gerais de cuidados paliativos para o tratamento da dor no fim da vida em doentes adultos. 2011.

6 Walters MA. Carta da Dor Pediátrica, Avaliação da dor na África Subsariana. Associação Internacional para o Estudo da Dor. 2009;11(3).

7 Nair S. Pediatrics Pain: Physiology ,Assessment and Pharmacology Inglaterra: Cardiff University Hospital, 2013 Contrato n.º: 289.

8 Avaliação e tratamento de crianças com dor crónica. Sociedade Americana da Dor: 2012.

9 Joseph F. Hogan J, Coleman WL, Foy JM. Assessment and management of acute pain in infants, children and adolescents (Avaliação e tratamento da dor aguda em bebés, crianças e adolescentes). pediatrics. 2001;108(3).

10 Verghese ST, Hannallah RS. Gestão da dor aguda em crianças. Journal

of Pain Research 2010;3:105-23.

H. Canbulat N, Kurt AS. Gestão da dor e abordagens de enfermagem em oncologia pediátrica. 2012.

12 Chiaretti A, Pierri F, Valentini P. Current practice and recent advances in paediatric pain management. European Review for Medical and Pharmacological Sciences. 2013;17(1):112-26.

13 Diretrizes para as competências em medicina da dor pediátrica. In: ansthetistes, editora. Reino Unido e Irlanda 2010.

14 Zhu LM, Stinson J, Palozzi L, Weingarte K, Hogan M-E, Duong S. Improvements in pain outcomes in a Canadian paediatric teaching hospital following implementation of a multifaceted knowledge transfer initiative. Pain Res Manage. 2012;17(3):173-9.

15 Baeyer CLV, Marche TA, Rocha EM, K. Salmon. Children's pain memory: Visão geral e implicações para a prática. Journal of Pain. 2004;5(5):241- 9.

16 .K. D. Young. Dor pediátrica durante a cirurgia. Annals of Emergency Medicine. 2005;45(2):160-71.

17 Plaisance L, Logan C. Conhecimentos e atitudes dos estudantes de enfermagem sobre a dor. Pain Management Nursing. 2006;7(4):167-75.

18 Mcpherson ML, Canaday BrR, Heit HA, Rospond RM. A Pharmacist's Guide to the Clinical Assessment and Management of Pain. In: Science PPa, editor. Universidade de Maryland. Baltimore: American Pharmacists Association 2004.

19 .pain management guidelines clafornia: medical board ofcalifornia 2014.

20 Cole BE. Pain Managementclassifying, Understanding, and Treating

Pain.2002:2 3 - 0.

21 Kumar N. WHO normative guidelines on pain management (Diretrizes normativas da OMS para o tratamento da dor). Genebra

2007.

22 Tratamento da dor ao longo da vida: da pediatria à geriatria. In: Centre SM, editor. Sacramento2009.

23 Manchikanti L, Falco FJE, Singh V. Uma atualização de diretrizes abrangentes baseadas em evidências para técnicas intervencionistas em dor espinhal crônica. Parte I: Introdução e Considerações Gerais. wwwpainphysicianjournalcom. 2013;16(1 -48):1533-3159.

1 4. bebés e crianças: um guia para a gestão da dor aguda e de procedimentos no serviço de urgência. North Swedeny W.: NSW, Ministério da Saúde; 2016.

25 Dantas L, Dantas T, Santana-Filho V, Azevedo-Santos I, DeSantana J. Avaliação da dor durante a coleta de sangue em crianças sedadas e ventiladas mecanicamente. Rev Bras Ter Intensiva. 2016;28(1):49-54.

26 . Reid K, Lukenchuk L, Shannon, Arseneau D. Será que um algoritmo da dor melhora a avaliação e a gestão da dor? aligorismo da dor.stollery childrens hospital 2012.

27 Wong C, Lau E, Palozzi L, Campbell F. Tratamento da dor em crianças. PharmJ2012;145(5):222-5.

28 Solodiuk J, Curloy MAQ. Avaliação da dor em crianças não-verbais com défice cognitivo grave: The Individualised Numeric Rating Scale (INRS). Journal of Paediatric Nursing. 2003;18(4).

29 Square G, Crescent SG. management of chronic pain. scotland: Scottish Intercollegiate Guidelines Network; 2013.

30 .gestão da dor nas diretrizes práticas dos ACS. In: Department A, editor. hospital infantil de atwestmead: StaffAnaesthetist; 2015.

31 Herr K, Coyne PJ, McCaffery M, Manworren R, Merkel S. Pain Assessment in the Patient Unable to Self-Report: Position Statement with Clinical Practice Recommendations (Avaliação da dor no paciente incapaz de se auto-relatar: declaração de posição com recomendações de prática clínica). Pain Management Nursing (Jpmn) 2011; 12(4):230-50.

32 R. Mark Evans. Paediatric pain management. In: Centre PM, editor. Chicago. Associação Médica Americana; 2010.

33 Witt N, Coynor S, Edwards C, Bradshaw H. Um Guia para a Avaliação e Gestão da Dor no Neonato. Curr Emerg Hosp Med Rep 2016;4:1-10.

34 Khurana S, Hall RW, Anand KJS. Tratamento da dor e do stress em recém-nascidos. neurologia 2005;6(2).

35 Linhares MBM, Oliveira NCAC, Doca FNP, E. Martinez F, Carlotti APP, Finley GA. Avaliação e manejo da dor pediátrica com base na opinião de profissionais de saúde. Psicologia & Neurociências. 2014 1(7):43 - 53.

36 Malviya S. Assessment of pain in children (Avaliação da dor em crianças). In: Ann Arbor M, editor;

Universidade de Michigan2006.

37 Ramira ML, Instone S, Clark MJ. Pediatric Pain ManagemenLAn Evidence-Based Approach. PediatrNurs. 2016;42(1):39-46.

38 Mandee S, Suraseranivongse S, Teerachanant T, Pradubsuk A,

Hanpongwiwat K. Vídeo educativo para melhorar os conhecimentos dos prestadores de cuidados de saúde na avaliação da dor em crianças em idade pré-escolar. Siriraj Med J. 2012;64:22-6.

39 Diretrizes de prática clínica para o reconhecimento e avaliação da dor aguda em crianças. Atualização da diretriz completa. 20 Cavendish Square, Londres,: Publicado pelo Royal College of Nursing.2 0 0 9.

40 . Atkinson P, Chesters A, Heinz P. Pain management and sedation for children in the emergency department British medical journal. 2009;339.

41 D. O'Rourke. Measuring pain in infants, children and adolescents: from policy to practice (Medição da dor em bebés, crianças e adolescentes: da política à prática). Physical Therapy. 2004;84(6):560 -70.

42 . Avaliação e tratamento da dor em crianças. 2009.

43 Malviya S., T. Voepel-Lewis, S. Merkel, AR. Tait. Barriers to effective pain management in cognitively impaired children (Barreiras à gestão eficaz da dor em crianças com deficiências cognitivas). 2001;95(1230).

44 LM.Breau, PJ.McGrath, Camfield C, Rosmus C, GA.Finley, . Validação preliminar de uma lista de verificação de observação da dor para indivíduos com défice cognitivo e incapacidade de comunicar verbalmente. Dev Med Child Neurol. 2000;42(9):609-16.

45 T. Voepel-Lewis, S. Merkel, AR. Tait, A. Trzcinka, Malviya S. A fiabilidade e a validade do instrumento de observaçao Face, Legs, Activity, Cry, Consolability como medida da dor em crianças com défice cognitivo. Anesth Analg. 2002;95(5):1224-9.

46 D. Soetenga. Avaliação da validade e fiabilidade da Escala de Dor do Hospital Pediátrico da Universidade de Wisconsin para crianças pré-verbais

e não-verbais. Pediatric Nursing. 1999;6(25):670-6.

47 P.Stallard, L.Williams, Velleman R, Lenton S, PJ.McGrath, G.Taylor. The development and evaluation of the Pain Indicator for Children with Communication Impairment (PICIC). Pain. 2002;98(1-2):145-9.

48 MacLaren JE, Cohen LL. Behavioral Pain Management Teaching to Healthcare Professionals: A Systematic Review of Research in Training Programmes (Ensino do Controlo Comportamental da Dor a Profissionais de Saúde: Uma Revisão Sistemática da Investigação em Programas de Formação). The Journal of Pain. 2005; 6(8):481-92.

49 Treatment of pain in children: Pain guidelines, (outubro de 2006).

50 Glowacki D. Effective Pain Management and Improvements in Patients' Outcomes and Satisfaction (Gestão eficaz da dor e melhorias nos resultados e na satisfação dos doentes). Critical Care Nurse 2015;35(3):33-43.

51 D. Morash, K. Fowlder. An evidence-based approach to practice change: use of sucrose for infant analgesia. Journal of Paediatric Nursing. 2004;19(5):366-70.

52 Das DA, Grimmer KA, L. Sparnon A, E. McRae S, H. Thomas B. The efficacy ofplaying a virtual reality game in modulating pain for children with acute burn injuries: A randomised controlled trial. . BMC Pediatria. 2005;5(1):1471-2431.

53 Taddio A, Shah V, Leung E, Wang J. Tradução do conhecimento da diretriz de prática clínica HELPinKIDS para a gestão da dor da vacinação infantil: usabilidade e absorção do conhecimento de materiais educativos dirigidos a novos pais. BMC Pediatrics 2013;13(23).

54 Diretrizes da OMS para a gestão farmacológica da dor persistente em

crianças com problemas de saúde. Genebra/Suíça 2014.

55 Yung A, Thung A, Tobias JD. Acetaminofeno para analgesia após piloromiotomia: a via de administração faz diferença? Journal of Pain Research. 2016;9:123-7.

56 Cardile S, Martinelli M, Barabino A, Gandullia P, Salvatore Oliva. Inquérito italiano sobre medicamentos anti-inflamatórios não esteróides e hemorragia gastrointestinal em crianças. World J Gastroenterol 2016; 22(5):1877-83.

57 Hauer J, Duncan J, Scullion BF. Guide to paediatric pain and symptom management (Guia para a gestão da dor e dos sintomas em pediatria). Em: Team PAC, editores. Hospital Pediátrico de Boston. Instituto do Cancro Dana Farber; 2014.

58 Berde CB, Ethna NFS. analgésicos para o tratamento da dor em crianças. N EnglJMed. 2002; 347(14).

59 Pain: Current evidence on assessment, management and treatment2001.

60 . Avaliação e tratamento da dor em crianças.

61 Políticas e procedimentos: Controlo da dor - Cuidados agudos pediátricos. In: Enfermagem, Editora. Royal University Hospital.SHR Interprofessional Practice Paediatric Pain Management Committee; 2012.

Índice

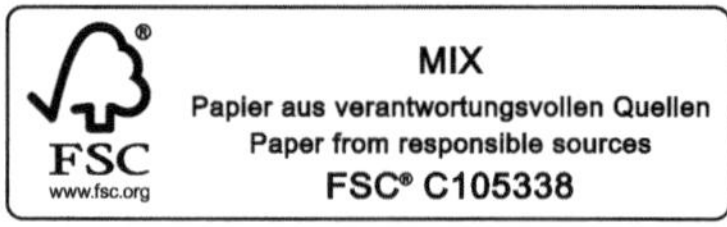

Printed by Books on Demand GmbH, Norderstedt / Germany